CINQUANTE PREMIÈRES

OPÉRATIONS de CATARACTE

PAR LE DOCTEUR GAND.

CINQUANTE PREMIÈRES

OPÉRATIONS

DE CATARACTE

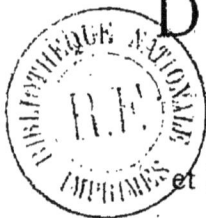

effectuées durant l'année 1889

et le premier semestre de l'année 1890

PAR

LE DOCTEUR GAND

Lauréat de la Faculté de Paris

Ancien Interne de la Clinique Nationale Ophthalmologique

de l'Hospice des Quinze-Vingts.

AMIENS

PAPETERIE CARTON-D'HANGEST

1891

Je présente au public médical ma première série d'opérations de cataracte effectuées pendant l'année 1889 et le premier semestre de l'année 1890.

On trouvera simplement ici une suite d'observations personnelles et originales concernant la partie la plus intéressante de l'ophthalmologie opératoire.

Ce sont des prémices, ce sont les premières armes d'un débutant. Quelques sérieuses, quelques prolongées qu'aient été les études préliminaires, si pratique et si excellente que se soit trouvée la méthode d'enseignement, quelques distingués et éminents qu'aient été les maîtres suivis, les éléments de succès dépendent de tant de circonstances diverses, que seuls les faits acquis peuvent fixer la valeur du jeune chirurgien et lui donner cette espèce de consécration d'où découlent pour lui-même une sécurité légitime, pour le malade une confiance nécessaire.

Il y a là du reste un véritable intérêt pratique : L'art de guérir est tellement vaste que l'esprit humain ne peut le saisir dans son ensemble et le poursuivre en même temps sous toutes ses faces et jusque dans ses moindres détails. Nos professeurs en Faculté le comprennent si bien qu'ils ne sont jamais à la fois chirurgiens et médecins. Ajoutez que les études sont d'autant plus attrayantes qu'elles sont plus approfondies. C'est ainsi que tout travailleur de l'intelligence, qu'il soit prêtre, avocat ou médecin, a son étude favorite, son étude de choix, SA MAROTTE *comme disait mon regretté maître et ami, le Dʳ Padieu. Je pourrais d'ailleurs m'autoriser de l'exemple du Dʳ Peulevé, mon premier maître en ophthalmologie qui, tout en étant très versé en médecine et en chirurgie courantes, avait pour l'ophthalmologie une préférence marquée.*

Et c'est ainsi que devant l'impossibilité matérielle de noter et d'approfondir tous les cas pathologiques que je rencontre

journellement, je n'ai voulu retenir aujour-
d'hui, pour les mieux observer, que les
maladies du cristallin ayant nécessité une
intervention chirurgicale, espérant que
ces observations éparses, où j'ai exposé
au complet les incidents de l'opération et
de ses suites, pourront servir dans la
suite à quelque maître qui saura mieux
synthétiser les faits et leur donner la
saine interprétation qu'ils comportent.

Ainsi j'ai voulu faire œuvre utile, ce
sera toujours là mon ambition ; et je
remercie la Providence de m'avoir ici-bas
donné en partage de pouvoir retarder
souvent et guérir parfois la cécité, l'infir-
mité de toutes la plus affreuse pour l'être
intelligent et libre.

Désirant être aussi concis que possible,
j'ai laissé de côté les énucléations, iridec-
tomies... et autres opérations que j'ai eu
à pratiquer sur les yeux, comme présen-
tant moins d'intérêt scientifique, moins de

— 6 —

difficulté opératoire ou moins de netteté et
de perfection dans les résultats. J'ai
recueilli seulement les opérations de cataracte. Je raconte ici mes cinquante premières extractions. On verra plus loin les
résultats inespérés de cette première série,
puisque, à part deux cas tellement compliqués **avant l'opération**, d'altérations
oculaires graves, que le résultat ne pouvait
qu'en être fâcheusement influencé, toutes
sans exception ont donné un résultat
utile et presque toutes même un résultat
excellent.

Je suis loin du reste d'en tirer vanité ;
tout l'honneur en revient à l'enseignement
aussi solide que pratique du regretté
Dr Fieuzal, enseignement favorisé du
reste par des éléments d'observations et
de travail aussi sérieux que ceux que
présente la Clinique Nationale ophthalmologique de l'Hospice des Quinze-
Vingts.

EXPOSÉ

De toutes les opérations en oculistique
l'extraction de la cataracte est assurément
la plus heureuse et la plus parfaite ; et c'est
à coup sûr un des beaux succès de la chirurgie moderne que d'avoir perfectionné et
approfondi les détails de cette opération si
bien que, en des mains expérimentées, le
succès suit très ordinairement. lorsqu'il s'agit
d'une cataracte simple, c'est-à-dire ayant
évolué sans autre lésion locale ou générale.

Trop souvent cependant la cataracte n'est
qu'un épiphénomène d'une affection plus
grave des milieux ou des membranes de l'œil;

ou bien elle est liée à une maladie générale, le diabète par exemple, qui laisse sa trace dans la profondeur de l'œil. De là une grande différence dans les indications, dans la difficulté et dans les suites de l'opération. Dans cette dernière catégorie, s'il est des cataractes que l'on ne doive pas opérer, il en est d'autres où il subsiste quelque chance, si minime soit-elle, et le chirurgien se trouve alors très embarrassé. Je dois dire que, dans les cas de ce genre, je n'ai pu me résigner à m'abstenir, et lorsque j'ai entrevu une lueur d'espoir, j'ai tenté l'extraction, n'envisageant que le bien du malade au risque de nuire aux intérêts d'une première statistique et d'ébranler la réputation mal assise d'un débutant.

Donc, après avoir rapidement passé en revue la méthode opératoire suivie, j'exposerai une première série de 45 observations de cataractes simples ou accompagnées d'altérations légères n'ayant eu que peu d'influence sur la marche de l'opération et sur ses suites. Une seconde série comprendra 5 cas plus sérieusement compliqués.

Afin de rendre la comparaison plus facile

et de donner une vue d'ensemble plus nette,
j'ai cru préférable de disposer les deux séries
sous forme de tableaux.

A la suite je ferai une courte analyse des
divers temps de l'opération, en discutant
les accidents qui les ont accompagnés, je ter-
minerai par une vue d'ensemble des résultats.

MÉTHODE OPÉRATOIRE

Préliminaires.

Antisepsie. — Tout d'abord, l'antisepsie ayant incontestablement fait disparaître d'une manière à peu près complète les accidents de suppuration de l'œil au cours de l'opération de la cataracte, je me suis constamment évertué à la réaliser aussi sérieuse que possible. L'asepsie rigoureuse de la conjonctive est impossible à obtenir, mais les germes pathogènes qui y séjournent, après lavages réitérés, ne sont pas très noscifs ; et on peut dire que les cas de panophthalmie tiennent très généralement à une influence étrangère.

Donc, les mains de l'opérateur, les paupières, la joue, les culs-de-sacs conjonctivaux, sont soumis à des lavages copieux et prolongés avec la solution boriquée forte, le bi-iodure de mercure, etc., Les instruments sont bouillis séance tenante et passés à l'alcool absolu.

Grâce à ces précautions sans doute, je n'ai pas eu à déplorer d'accidents suppuratifs même légers dans mes opérations pour si laborieuses qu'elles aient été.

Toutefois, l'œil supporte mal les antiseptiques, et j'ai dû, je l'avoue, modérer mon ardeur microbicide et employer des solutions plus diluées; j'ai remarqué plusieurs fois que la cornée, sous l'influence des sels de mercure en particulier, s'est couverte de nébulosités diffuses et de stries blanchâtres qui heureusement ont spontanément disparu au bout de quelques jours.

Préparation de l'œil. — Une dilatation modérée de la pupille facilite assurément la sortie du cristallin, mais je me demande encore s'il faut employer les mydriatiques ?

Si l'on s'en abstient, la contraction irienne qui suit l'ouverture de la chambre antérieure, peut être une gêne très sérieuse à l'évacuation de la cataracte, et dans certains cas la lentille peut gravement contusionner l'iris au point d'amener des accidents consécutifs graves. (L'obs. 46 en est un exemple).

D'autre fois l'iridectomie tardive a été nécessaire pour achever l'opération. Obs. 40, 41.

Par contre, la mydriase excessive amène
très facilement des complications éloignées
de hernie ou d'enclavement de l'iris. De plus
l'iris, pelotonné au pourtour du limbe scléro-
cornéen, est très facilement embroché par
le couteau, au moment de la section de la
cornée, à moins encore qu'il ne vienne de
lui-même se présenter sur la lame tranchante.
Pour éviter pareil inconvénient, je me suis
bien trouvé parfois de terminer très rapidement l'incision du lambeau.

Somme toute, il m'a semblé que la dilatation
moyenne par la cocaïne ou l'homatropine était
bien suffisante et préférable à la dilatation
brutale et durable obtenue par l'atropine,
car il suffit d'atténuer la contractilité du
sphincter irien et de le rendre facilement
dilatable.

Opération.

Incision de la cornée. — J'emploie de
préférence l'incision qui me semble mainte-
nant classique. C'est un procédé mixte entre
la méthode linéaire et la méthode à grand

lambeau. Le couteau, mené d'abord parallè-
lement au limbe scléro-cornéen, revient
ensuite obliquement en avant pour sortir en
haut à 2 millimètres de la sclérotique. De
sorte que la direction générale imprimée à
l'instrument figure une courbe parabolique.

Si le couteau sort trop près du centre de
la cornée, on risque une hernie de l'iris
(obs. 25) ou un enclavement capsulaire. L'incision trop périphérique rend l'issue du
cristallin impossible sans iridectomie, quand
encore il ne faut pas se servir de la curette
pour faire l'extraction forcée. (Obs. 40, 41).

Iridectomie. — Bien qu'au cours de mes
études j'aie été habitué aux opérations avec
iridectomie, puisque Fieuzal a été à Paris
un des plus chauds et des plus tenaces par-
tisans de l'iridectomie qu'il envisagea longtemps comme un des temps nécessaires de
l'extraction normale, j'avoue que je considère
l'iridectomie comme une complication opéra-
ratoire à éviter, mais rendue parfois nécessaire.

Discision. — Dans mes premières opérations je me suis servi du kystitome, puis,
pour simplifier le manuel opératoire j'ai tenté

a discision, au cours de l'incision de la cornée, avec la pointe du couteau de Graefe, avant de faire la contre-ponction. Depuis j'ai préféré faire la discision avec l'appareil spécial en un temps distinct. J'y vois l'avantage de pouvoir la faire aussi large que possible et de dilacérer la capsule en tous sens, ce qui n'est pas à dédaigner avec les capsules épaisses ou adhérentes.

Extraction. — Pour l'extraction je laisse l'écarteur des paupières en place ; j'y trouve une bien plus grande facilité à l'extraction du noyau et je n'ai pas eu à déplorer d'accident. Du reste l'issue du corps vitré à ce moment est bien moins à craindre avec la précaution de faire soulever le blepharostat par un aide.

Une fois le noyau sorti, j'enlève l'écarteur, puis j'achève le nettoyage de la pupille que je cherche à obtenir aussi noire que possible et parfaitement ronde.

L'instillation de quelques gouttes d'éserine achève les divers temps de l'opération, dans le cas seulement où la pupille n'est pas absolument ronde, ou si elle reste dilatée au point de faire craindre une hernie de l'iris.

Pansement. — Il se compose d'une rondelle de lint borique humide fortement chargée de vaseline iodoformée, de ouate boriquée et de bandes de tarlatane gommée.

La tarlatane gommée est moins chaude que la flanelle et les tours de bandes agglutinés les uns sur les autres forment un pansement parfaitement assujetti et presque impossible à déplacer.

L'élasticité du pansement est assurée par un bandeau de caoutchouc garni de crochets que j'ai fait faire spécialement à cet usage et qui a l'avantage d'être très facile à appliquer et à enlever sans imprimer la moindre secousse à la tête.

Le pansement est maintenu humide pendant les deux premiers jours au moyen de quelques gouttes d'eau boriquée.

Il est laissé en place un à quatre jours selon les indications, et définitivement supprimé du cinquième au septième.

NOMS	AGE	NATURE DE LA CATARACTE	ÉTAT DE L'AUTRE ŒIL	DATE DE l'opération	MODE opératoire	DIFFICULTÉS opératoires	COMPLICATIONS consécutives	OPÉRATIONS SECONDAIRES Suites éloignées	RÉSULTAT	OBSERVATIONS
1 M. N... de Moreuil	78 ans	O D Demi molle	O G Cataracte regressive sans perception lumineuse	1888 5 Mai	Sans iridectomie	—	Cataracte secondaire.	26 Mai Discision avec 2 aiguilles.	V = 1/2 lit n° 2 (Wecker)	Malade, atteint à mon insu de délire sénile, eut plusieurs crises dont une aussitôt après l'opération. Pas de conséquences fâcheuses.
2 M. Th... du Bosquel	30 ans	O G Cataracte traumatique molle	O D Sain	1889 12 Fév.	Iridectomie inférieure	Synéchie postérieure totale. Hernie du vitré au moment de l'iridectomie.	Cataracte secondaire. Enclavement de l'iris.	29 Mars Discision avec 2 aiguilles.	V = 1/2 lit n° 2	Traumatisme ayant perforé la cornée, sectionné l'iris, délacéré le cristallin. Opération faite trois semaines après l'accident; au moment de l'iridectomie les masses corticales sortant abondamment suivies d'un flot de corps vitré.
3 M. Ti... de Bonneville	60 ans	O G Dure	O D Opacités cristalliniennes	5 Mars	Sans iridectomie	Difficulté considérable de la sortie de la cataracte par athrésie de l'iris.	Infiltration cornéenne légère et passagère.	Pupille noire et bien ronde.	V = 1 lit n° 1	—
4 M. Ca... rue Rumigny	58 ans	O G Demi molle glutineuse	O D Rétinite brightique	2 Avril	Sans iridectomie	Impossibilité d'extraire la totalité des masses corticales.		Pupille noire et bien ronde.	V = 2/3 lit n° 1	Polydipsie, diabète insipide. Rétinite brightique de l'œil non opéré ne se retrouve pas dans l'œil opéré.
5 M. Bo... rue St-Roch	76 ans	O G Demi molle	O D Cataracte complète	30 Avril	Sans iridectomie	—	Irido-choroïdite traumatique au 6e jour. Cautérisation au galvano-cautère.	Athrésie pupillaire complète. 29 Juillet Iridotomie.	V = 2/3 (Ne sait pas lire)	Au 6e jour accès de délire aigu, traumatisme de l'œil opéré, irido-choroïdite consécutive. Après l'iridotomie, bien que la pupille nouvelle soit très noire, la vue est nulle; elle se rétablit ensuite progressivement et devient bonne au bout de un mois.
6 Mme M... rue des Corroyers	58 ans	O G Demi molle	O D Opacités cristalliniennes	7 Mai	Sans iridectomie	—	Irido-choroïdite traumatique légère au 3e jour.	Légère opacité capsulaire. Pupille ronde.	V = 2/3 lit n° 2	Myopie antérieure.
7 M. Go... de St-Sauveur	83 ans	O D Dure volumineuse	O G Cataracte incomplète	28 Mai	Sans iridectomie	Difficulté de la sortie de la cataracte.		Pupille noire et bien ronde.	V = 2/3 lit n° 1	Tempérament herpétique. Le contact du bandeau amène une poussée d'eczéma aux oreilles et aux paupières sans conséquences fâcheuses.

NOMS	AGE	NATURE DE LA CATARACTE	ÉTAT DE L'AUTRE ŒIL	DATE DE l'opération	MODE opératoire	DIFFICULTÉS opératoires	COMPLICATIONS consécutives	OPÉRATIONS SECONDAIRES Suites éloignées	RÉSULTAT	OBSERVATIONS
8 Mme De... de Longueau	65 ans	O D Demi molle	O G Opacités cristalliniennes	1889 21 Juin	Sans iridectomie	—	Chambre antérieure reformée au troisième jour seulement.	Opacités capsulaires légères. Pupille ronde.	V = 2/3 lit n° 2	—
9 M. Ta... de Vers	63 ans	O D Molle Glutineuse	O G Œil sain	6 Juin	Sans iridectomie	Difficultés considérables de l'extraction des masses, même après des tentatives réitérées.	Enclavement de la capsule. Cataracte secondaire.	16 Juillet Discision avec les aiguilles. 3 Décembre Tentative de débridement de la partie de capsule enclavée.	V = 1/4 lit n° 6 (Résultat à compléter).	Cataracte unilatérale provoquée par un lent traumatisme de la région fro... correspondante. Irido-cyclite par enclavement capsul... Douleurs et photophobie persistantes malade, revu dernièrement, accuse notable amélioration des symptômes. Une iridectomie, après la disparition de flammation, pourra améliorer l'acuité vis...
10 Mme Oe... de Boulogne	68 ans	O D Demi molle	O G Opacités cristalliniennes	11 Juil.	Sans iridectomie	—	—	Quelques opacités capsulaires. Pupille ronde.	V = 2/3 (Ne sait pas lire).	—
11 Mme Sa... de Wallers-Perseaux	58 ans	O G Molle Glutineuse	O D Opacités cristalliniennes	8 Août	Sans iridectomie	Difficulté extrême de la sortie des masses corticales.	—	Quelques exsudats. Pupille légèrement ovalaire.	V = 1/2 lit n° 2	Bien que la pupille fût très noire, deux ... après elle était complètement obstrué... les masses qui se sont presque comp... ment resorbées au bout de 10 jours.
12 M. Ti... à Argœuves	76 ans	O D Demi molle	O G Opacités cristalliniennes	27 Août	Sans iridectomie	—	—	Débris capsulaires. Pupille ronde.	V = 1/2 lit n° 2	—
13 M. De... rue des Augustins	82 ans	O G Demi molle	O D Cataracte incomplète	29 Août	Sans iridectomie	—	Hernie de l'iris au troisième jour.	3 Octobre Résection de la portion herniée de l'iris. Opacités capsulaires.	V = 1/3 lit n° 3	Hernie de l'iris provoquée par ... efforts du malade, atteint d'un ... tarrhe pulmonaire ancien.
14 Mme Ma... rue du Loup	76 ans	O G Demi molle	O D Cataracte presque complète	31 Août	Sans iridectomie	—	—	Pupille ronde très noire	V = 2/3 lit n° 2	Une demi heure après l'opération, la m... très impressionnée, est prise d'un ... d'asthme nerveux de quatre heur... durée. Malgré des efforts violents d'e... toration, pas de retentissement fâ... du côté de l'œil.
15 Mlle Ma... à St-Maurice les-Amiens	68 ans	O D Molle	O G Opacités cristalliniennes	8 Octo.	Sans iridectomie Discision avec le couteau de Graefe	Nettoyage très pénible de la pupille.	Cataracte secondaire, resorbée spontanément.	Quelques opacités capsulaires. Pupille bien ronde.	V = 2/3 lit n° 2	Un mois après l'opération, cataracte s... daire et vue presque nulle. Trois mois après (3 février), disp... spontanée de la presque totalité des m...

NOMS	AGE	NATURE DE LA CATARACTE	ÉTAT DE L'AUTRE OEIL	DATE DE l'opération	MODE opératoire	DIFFICULTÉS opératoires	COMPLICATIONS consécutives	OPÉRATIONS SECONDAIRES Suites éloignées	RÉSULTAT	OBSERVATIONS
16 et 17 Madame Jo... route de Paris Amiens	56 ans	O G Demi molle	O D Opéré le 29 Octobre	1889 15 Oct.	Sans iridectomie. Discision avec le couteau de Græfe.	—	—	Pupille ronde et bien noire.	Le résultat apparemment très bon n'a pu être contrôlé.	Depuis l'enfance, taies centrales et ulcères asthéniques des deux cornées, n'ayant nullement entravé les suites normales de l'opération. La malade succombe plusieurs mois après à une broncho-pneumonie, avant que l'acuité visuelle ait pu être contrôlée.
		O D Demi molle	O G Opéré le 15 Octobre	29 Oct	Sans iridectomie. Discision comme ci-dessus.	—	—	Pupille ronde et bien noire.	Le résultat apparemment très bon n'a pu être contrôlé.	
18 et 19 Madame He... de Dury	65 ans	O G Demi dure	O D Opéré le 31 Octobre	22 Oct.	Sans iridectomie	—	—	Pupille ronde très noire.	V = 2/3 lit n° 2	—
		O D Demi dure	O G Opéré le 22 Octobre	31 Oct.	Sans iridectomie	—	—	Pupille ronde très noire.	V = 2/3 lit n° 2	—
20 et 21 Madame M... à Offoy	72 ans	O D Demi molle	O G Opéré le 6 Novembre	30 Oct.	Avec iridectomie	Section de l'iris par le couteau au temps de l'incision de la cornée.	—	Pupille assez noire.	Le résultat apparemment très bon n'a pu être contrôlé.	En voulant faire la discision avec le couteau l'iris est venu, à la suite d'un mouvement du malade, se charger sur la lame tranchante, de l'iridectomie nécessaire. La malade, retournée chez elle, est prise quelques temps après d'une maladie aigüe qui l'emporte rapidement. Le résultat n'a donc pu être contrôlé.
		O G Demi molle	O D Opéré le 30 Octobre	6 Nov.	Sans iridectomie	—	Cataracte secondaire, permettant de compter les doigts dix jours après l'opération.	—	Le résultat n'a pu être contrôlé.	Au premier pansement de O G l'oeil est trouvé ouvert sous le bandeau. Pendant 2 jours il y a menace de suppuration de la cornée, puis tout se réduit à une cataracte secondaire peu épaisse.
22 M. Ma... rue Martin-Bleu-Dieu	62 ans	O D Demi dure	O G Opacités cristalliniennes	21 Nov.	Sans iridectomie	—	—	Pupille noire et bien ronde. Léger accollement de l'iris à la cicatrice cornéenne.	V = 1 lit n° 1	—
23 M. Du... rue du Long-Rang	60 ans	O D Demi dure	O G Opacités cristalliniennes	26 Nov.	Sans iridectomie	—	—	Pupille noire bien ronde.	V = 2/3 (Ne sait pas lire).	—

NOMS	ÂGE	NATURE DE LA CATARACTE	ÉTAT DE L'AUTRE ŒIL	DATE DE l'opération	MODE opératoire	DIFFICULTÉS opératoires	COMPLICATIONS consécutives	OPÉRATIONS SECONDAIRES Suites éloignées	RÉSULTAT	OBSERVATIONS
24 M. Ca... de Beauval	68 ans	O G Demi molle	O D Atrophie du globe.	1880 30 Déc.	Sans iridectomie	—	—	Pupille ronde. Quelques débris capsulaires.	V = 2/3 lit n° 2	Œil droit opéré sans résultat par un confrère plusieurs mois auparavant.
25 Mᵐᵉ Cr... de Hiéremont	38 ans	O D Demi molle	O G Cataracte incomplète.	1890 4 Févr.	Sans iridectomie	Impossibilité d'obtenir la fixité de l'œil.	Suites normales malgré l'enclavement du petit cercle de l'iris.	Pupille no re.	V = 2 3 lit n° 2	L'opération a dû être faite sur un œil constamment en mouvement, de là l'incision de la cornée trop centrale et l'enclavement consécutif du bord pupillaire à la plaie cornéenne.
26 M. M... de Corbie	58 ans	O G Dure	O D Opacités cristalliniennes	5 Févr.	Sans iridectomie	Difficultés de la sortie du cristallin.	—	Pupille ronde, bien noire.	V = 1 lit n° 2	—
27 Mˡˡᵉ M... à Amiens	38 ans	O D Demi molle	O G Normal.	6 Févr.	Sans iridectomie	Section accidentelle de l'iris avec le couteau.	Hémorrhagie abondante arrêtée par l'iridectomie.	Quelques opacités capsulaires.	V = 2/3 lit n° 2	—
28 M. Ma... de Gorlay-Belœux	74 ans	O G Demi molle	O D Opacités cristalliniennes	13 Fév.	Sans iridectomie	—	—	Pupille ronde. Quelques opacités	V = 1/2 lit n° 2	—
29 M. Boi... de Belloy	62 ans	O D Demi duré	O G Amblyopie strabique.	6 Mars	Sans iridectomie	—	—	Pupille ronde. Quelques opacités	V = 1/2 lit n° 2	Cataracte opérée avant d'être mûre, et laissant compter les doigts à 2 m. 50.
30 M. De... Benony de Luchy	60 ans	O G Demi duré	O D Opacités cristalliniennes	18 Mars	Sans iridectomie	—	Léger accollement de la circonférence de l'iris à la plaie.	Pupille ovalaire très noire.	Le résultat apparemment très bon n'a pa être contrôlé.	Le malade ne s'est pas présenté pour le choix des lunettes.
31 Mˡˡᵉ De... de Ville-s.-Corbie	76 ans	O D Molle	O G Opéré sans résultat.	18 Mars	Sans iridectomie	Difficultés très grandes à l'extraction des masses.	—	Champ pupillaire obstrué par plusieurs débris capsulaires.	V = 1/6 lit n° 5 (Résultat à compléter).	Œil gauche opéré par un confrère quelques mois avant et sans résultat. Le malade doit se présenter pour une opération secondaire qui assurément améliorerait la vision.

NOMS	ÂGE	NATURE DE LA CATARACTE	ÉTAT DE L'AUTRE ŒIL	DATE DE l'opération	MODE opératoire	DIFFICULTÉS opératoires	COMPLICATIONS consécutives	OPÉRATIONS SECONDAIRES Suites éloignées	RÉSULTAT	OBSERVATIONS
32 Mme Ma... rue St-Jacques	77 ans	O G Demi molle	O G Opéré. (Voir cataractes compliquées).	1890 22 Mars	Sans iridectomie	—	—	Pupille ronde, quelques masses.	V = 2/3 lit n° 2	Opération sur les conseils et sous la direction de M. le Dr Trousseau, sur un œil atteint d'accidents sympathiques légers, qui n'ont du reste jamais entravé la marche régulière de la cicatrisation et le bon résultat final.
33 M. Du .. rue des Capucins	65 ans	O G Dure	O D Quelques opaciés.	25 Mars	Sans iridectomie	—	—	Pupille ronde et noire.	V = 2/3 lit n° 2	Myopie antérieure.
34 Mme Le... rue de la Hotoie	49 ans	O G Demi dure capsulo-lenticulaire	O D Cataracte incomplète.	29 Avr.	Avec iridectomie	Arrachement de la capsule avec la pince.	—	Pupille noire.	V = 1/3 lit n° 3	O G atteint d'une maladie grave à l'âge de 19 ans, n'avait jamais servi qu'accessoirement à la vision. Au moment d'opérer il reste de l'athrésie de l'iris avec synéchis postérieure complète.
35 et 36 Madame Pi... de Guerbigny	64 ans	O D Demi molle	O G Cataracte opérée le 29 Mai.	6 Mai	Sans iridectomie	Issue abondante et deux fois répétée du corps vitré	—	Déformation de la partie supérieure de la cornée. Pupille noire. Astigmatisme.	V = 1/4 lit n° 5	Cataracte incomplète, laissant compter les doigts à 2 mètres. Après la kyalotomie, contraction très énergique des paupières, projection spontanée de la cataracte (que je retrouve sur la joue) suivie d'un flot de corps vitré. Résection du vitré et réduction. Hypotonie complète. Néanmoins suites normales et douze jours après la plaie se ferme avec enclavement de l'iris. Le lendemain, après une imprudence, la plaie s'est rouverte et le vitré fait hernie. Six jours après, tentative de résection de la partie herniée, une quantité de liquide s'échappe et l'hypotonie redevient absolue. Enfin, le 10 juin, l'œil quoique déformé, a recouvré son tonus normal et la vue est suffisante.
		O G Demi molle	O D Cataracte opéré le 6 Mai.	29 Mai	Sans iridectomie	—	—	Pupille ronde, quelques débris capsulaires.	V = 2/3 lit n° 2	Cataracte incomplète, laissant compter les doigts à 2 m. 50.
37 Mme He... rue Deberly	63 ans	O D Demi molle	O G Opacités cristallinienes	7 Mai	Sans iridectomie	—	—	Pupille ronde très noire.	V = 1 lit n° 1	Cataracte incomplète, laissant compter les doigts à 1 m. 50.
38 Mme Le... de Warsy	71 ans	O G Demi molle	O G Opacités cristalliniennes	8 Mai	Sans iridectomie	Ouverture palpébrale très petite.	—	Pupille ronde, quelques débris capsulaires.	V = 2/3 lit n° 1	Cataracte incomplète, laissant compter les doigts à 1 mètre.

NOMS	ÂGE	NATURE DE LA CATARACTE	ÉTAT DE L'AUTRE ŒIL	DATE DE l'opération	MODE opératoire	DIFFICULTÉS opératoires	COMPLICATIONS consécutives	OPÉRATIONS SECONDAIRES Suites éloignées	RÉSULTAT	OBSERVATIONS
39 et 40 Madame Fer... de Warloy-Baillon	79 ans	O D Dure	O G Opéré	1890 21 Mai	Sans iridectomie	Discision difficile. Nettoyage très long.	—	Pupille ronde. Quelques débris capsulaires	V = 1/2 (Ne sait pas lire).	Perception lumineuse faible avant l'opération. Cataracte ancienne, complète depuis quatre ou cinq ans.
		O G Demi dure	O D Opéré	28 Mai	Iridectomie après la discision	Extraction du cristallin avec la curette large. Pas d'issue du vitré.	—	—	V = 2/3 (Ne sait pas lire).	Cataracte incomplète, laissant compter les doigts à 2 mètres. L'incision trop périphérique a rendu l'iridectomie nécessaire pour l'issue de la cataracte.
41 M. Ru... place Périgord	70 ans	O G Demi dure	O D Cataracte incomplète	27 Mai	Iridectomie après la discision	Extraction du cristallin avec la petite curette. Pas d'issue du vitré.	Poussée d'irido-choroïdite amenant le rétrécissement progressif de l'ouverture pupillaire	Champ pupillaire réduit à une fente verticale garnie d'exsudats 28 Août, Iridotomie.	V = 1/3 lit n° 3	Artério-sclérose très avancée.
42 Mme Du... boul⁴ du Cange	74 ans	O G Demi molle	O D Opacités cristalliniennes	14 Juin	Sans iridectomie	Sang épanché abondamment dans le champ pupillaire.	Hernie de l'iris formant un kyste qui s'affaisse et disparaît spontanément.	Quelques masses. Astigmatisme.	V = 1/3 lit n° 3	—
43 M. De... à Beaucourt	64 ans	O G Demi molle	O D Cataracte incomplète	17 Juin	Sans iridectomie	—	—	Pupille ronde bien noire.	V = 2/3 lit n° 1	—
44 M. Ho... à Andechy	85 ans	O D Demi molle	O G Opacités cristalliniennes	18 Juin	Iridectomie	Placement de l'iris avec le couteau de Graefe.	—	Pupille bien noire.	V = 1 lit n° 1	—
45 Mme De... à Ribemont	56 ans	O D Demi molle	O G Opacités cristalliniennes	26 Juin	Sans iridectomie	—	Accollement de la grande circonférence de l'iris à la cicatrice.	Pupille bien noire, légèrement ovalaire.	V = 2/3 lit n° 1	—

CATARACTES COMPLIQUÉES AVANT L'OPÉRATION

d'altérations locales ou générales de nature telle que le résultat ne pouvait qu'en être fâcheusement influencé.

NOMS	AGE	NATURE DE LA CATARACTE	ÉTAT DE L'AUTRE ŒIL	DATE DE l'opération	MODE opératoire	DIFFICULTÉS opératoires	COMPLICATIONS consécutives	OPÉRATIONS SECONDAIRES Suites éloignées	RÉSULTAT	OBSERVATIONS
46 Madame M... rue St-Jacques	78 ans	O G Très dure regressive	O D Opéré le 22 Mars 1890	1889 8 Avril	Sans iridectomie	Extraction très difficile de la lentille énorme.	Irido-cyclite de longue durée avec dépôts d'exsudats au champ pupillaire et opacification de la cornée.	17 Juillet Discision sans résultat au point de vue de la vision. Actuellement la cornée a recouvré en grande partie sa transparence.	La perception lumineuse étant bonne, le résultat pourrait être complété par une iridectomie.	Cataracte complète depuis plus de huit ans au moins, avec perception lumineuse très faible en face, nulle sur les côtés. L'irido-cyclite a provoqué des accidents sympathiques qui n'ont pas cessé d'être légers et au cours desquels l'opération de cataracte a pu être faite à l'autre œil dans des conditions normales. (Voir observation n° 39).
47 M. Bo... curé environs de Ham	64 ans	O D Molle capsulo-lenticulaire	O G Opacités cristalliniennes	17 Sep.	Iridectomie	Capsule très épaisse difficilement dilacérée. Extraction du cristallin par morceaux avec la curette introduite 5 fois. Pas d'issue du vitré.	Réaction inflammatoire intense. Pas de complications.	Débris capsulaires à petite pupille libre.	$V = 1/8$ lit n° 7	L'œil opéré était atteint de strabisme depuis la première enfance, n'avait jamais servi à vision effective et était depuis longtemps par défaut d'usage. Le résultat obtenu permet au malade d'attendre la maturation de la cataracte à gauche sans cesser ses occupations.
48 Madame Co... rue Creton	72 ans	O G Demi molle	O D Quelques opacités du cristallin	18 Sep.	Sans iridectomie	Discision avec la pointe du couteau. Extraction très facile.	—	Cataracte secondaire très peu épaisse. 13 Novembre Discision avec deux aiguilles.	$V = 1/8$ lit n° 8	Malade, depuis longtemps diabétique, opérée avec une très bonne perception lumineuse. L'examen après l'opération décèle des accidents de rétinite expliquant l'insuffisance de l'acuité malgré la netteté de la pupille.
49 M. Duv... au Petit-Saint-Jean	70 ans	O D Cataracte noire dure	O G Atrophié depuis l'enfance	14 Nov.	Sans iridectomie	Discision difficile. La capsule n'est plus rétractile. Extraction pénible d'une cataracte énorme.	La chambre antérieure met six jours à se reformer.	Pupille large ovalaire, présente quelques débris. La cornée a en partie perdu sa transparence.	Le malade voit les doigts plus nettement et plus loin qu'avant l'opération.	La tension était normale, la perception lumineuse bonne, la cataracte franchement noire avec l'aspect de l'écaille. Les membranes de l'œil étaient considérablement amincies, et la cornée se plissait comme un chiffon sous la pression du couteau au moment de l'incision.
50 M. Bl... à Bougainville	52 ans	O G Molle glutineuse	O G Atrophié par irido-choroïdite ancienne	7 Mai	Sans iridectomie	Extraction difficile. Légère issue du vitré liquéfié.	Poussée d'irido-choroïdite un mois après l'opération.	Pupille obstruée par des débris capsulaires.	La perception lumineuse est meilleure après l'opération, mais des poussées d'irido-choroïdite empêchent les opérations secondaires.	Le malade s'était présenté en Février 1889, avant l'opacification complète, et je pus reconnaître nettement des plaques étendues d'atrophie choroïdienne avec corps flottants du vitré. Le 6 Mai, la cataracte est complète avec une perception lumineuse très faible.

OBSERVATIONS

Age. — Sur 50 opérés, 38 avaient plus de 60 ans, 4 moins de 50, 2 passaient 80 ans, sans que le grand âge ait eu d'influence fâcheuse sur le résultat.

Nature de la cataracte. — 36 fois la cataracte s'est présentée avec un noyau plus ou moins dur, environné de masses corticales plus molles.

6 étaient complètement molles sans noyau, 5 au contraire, se trouvaient très dures.

J'ai noté en outre deux cataractes capsulo-lenticulaires et une autre complètement noire dans un œil du reste absolument dégénéré.

Dans la majorité des cas, l'opération a été pratiquée sur des cataractes incomplètement mûres. Quelques-unes (obs. 29, 35, 36, etc.,) laissaient encore compter les doigts a plus de deux mètres. Je n'ai pas remarqué que ces opérations avant maturité complète aient eu une influence quelconque sur le résultat.

État de l'autre œil. — La plupart du temps l'œil non opéré se trouvait atteint de cataracte à un degré plus ou moins avancé — 3 fois seulement il paraissait indemne — 3 fois aussi il était atrophié par suite d'une maladie antérieure.

Mode opératoire.

L'iridectomie n'a été nécessaire que 8 fois, à savoir :

Dans 2 cas de cataractes adhérentes avec synéchies plus ou moins complètes ; (Obs. 2, 34).

Après une blessure de l'iris par le couteau de Graefe au moment de la section de la cornée, surtout après avoir fait la kystitomie avec la pointe du couteau. (Obs. 20, 27, 44). Dans l'obs. 27 ce fut le moyen unique qui arrêta l'hémorrhagie provoquée par une plaie de l'iris.

Enfin dans 3 cas elle a été pratiquée secondairement après la discision pour faciliter la sortie du cristallin.

La **discision**, toujours très largement pratiquée, a été faite de préférence avec le kystitome et constitue un temps spécial de l'opération. La discision avec le couteau de

Graefe simplifie considérablement le manuel opératoire ; mais j'ai remarqué que, facilement alors, l'iris se présentait au-dessus de la lame tranchante, par suite sans doute de l'évacuation du liquide de la chambre antérieure qui se trouve ainsi diminuée de profondeur.

A deux reprises, pour des cataractes capsulo-lenticulaires, j'ai fait avec une pince l'abrasion de la capsule. (Obs. 34, 47).

Difficultés opératoires.

Les **difficultés de l'extraction** tiennent à la nature de la cataracte ou à quelque faute opératoire.

Les cataractes molles sans noyau ne sont extraites que par lambeaux et au moyen de nettoyages prolongés (obs. 9, 11, 15, 51, 47, 50) auxquels il faut peut être attribuer l'enclavement capsulaire. (Obs. 9).

Une plaie trop petite, l'athrésie de l'iris (obs. 3, 46) provoquent des manœuvres réitérées et, dans le cas de cataractes dures, une contusion de l'iris pouvant avoir des suites plus ou moins fâcheuses. (Obs. 46).

Lorsque l'incision de la cornée est trop périphérique, le cristallin ne peut plus sortir

sans iridectomie, l'iris lui offre un rempart
infranchissable et parfois même, après nombre
de tentatives infructueuses, la curette seule
peut réussir à terminer l'opération. (Obs. 40,
41, 47).

L'extraction par la curette a été faite
trois fois, deux fois avec la grande curette
introduite profondément et ramenant le cristallin dans sa totalité (obs. 40, 41) ; Tantôt
avec la curette étroite en plusieurs fois, quand
il s'est agi de cataracte molle. (Obs. 47).
Dans aucun de ces cas il n'y a eu issue
même légère du corps vitré et le résultat
ne paraît pas s'être ressenti de ce mode
d'extraction.

Accidents opératoires.

J'ai noté déjà les accidents consécutifs à
l'incision trop périphérique et la blessure de
l'iris par le couteau de Graefe. Il me reste
à dire quelques mots de la **Hernie du corps
vitré.** Je l'ai observée trois fois.

Pour une cataracte traumatique, l'iris adhé-
rent aux débris du cristallin formait corps
avec lui et l'iridectomie s'est accompagnée de
l'issue du corps vitré. (Obs. 2).

Dans une cataracte choroïdienne (obs. 50) avec diffluence du corps vitré, j'ai remarqué aussi un léger accident de ce genre.

Enfin l'obs. 35 est très curieuse eu égard à la ténacité que met parfois l'œil à reprendre sa forme et ses fonctions, même après des issues répétées et très abondantes du corps vitré. Bien que, deux fois en huit jours d'intervalle, une bonne partie du vitré ait été évacué au point que le tonus était complètement disparu, la restauration a été si complète que la lecture devint possible un mois après.

COMPLICATIONS CONSÉCUTIVES

Plaie cornéenne. — Ordinairement la plaie était refermée le troisième jour. Sans motif apparent elle ne fut cicatrisée qu'au cinquième jour dans l'obs. 8.

Enfin dans un cas de buphthalmos (obs. 49) où la cornée était si amincie, réduite à 1/5 de son épaisseur au moins, que c'est merveille que les lèvres de la plaie aient pu adhérer, la chambre antérieure s'est remplie au septième jour.

Hernies, Enclavements, Adosse-ments de l'iris. — Le prolapsus irien à différents degrés est un accident des plus fréquents de l'extraction sans iridectomie.

La hernie proprement dite, formant kyste irien à la surface cornéenne, n'a été constatée que deux fois, sans nuire autrement au résultat final. La résection du kyste a été nécessaire une fois (obs. 13) quinze jours après l'extraction ; au contraire dans l'obs. 42 le kyste s'est ouvert spontanément et s'est affaissé sans donner lieu à une opération secondaire. Cette guérison naturelle, après oblitération préalable du point de communication avec la chambre antérieure, a laissé une pupille plus large et moins tiraillée en haut que dans le cas de résection du kyste, de sorte que je me suis promis de ne pas me hâter à l'avenir de faire une opération secondaire dans les cas de ce genre, puisque après la résection, une nouvelle partie de l'iris tend à hernier et la déformation pupillaire n'est que plus accentuée.

Plus souvent il s'est produit un accolement plus ou moins complet d'une partie correspondante de l'iris aux bords de la plaie, sans saillic à la surface du globe. (Obs. 2, 35, 30, 35, 45). La vision n'a été nullement influencée du reste par cet ébauche d'accident, soit que l'iris ait été intéressé dans sa continuité ou seulement au niveau du bord pupillaire. (Obs. 25).

Enclavement capsulaire. — L'enclavement capsulaire s'est présenté comme une complication bien autrement redoutable ; non pas que l'œil en soit demeuré définitivement perdu, mais l'irido-cyclite qui l'accompagne toujours, est bien faite pour lasser la patience du malade et du chirurgien ; d'autant que les opérations secondaires pratiquées dans ce cas avant que le processus inflammatoire ait complètement disparu, sont plus nuisibles qu'utiles.

Obs. 9. Il s'agissait d'une cataracte très molle et les tentatives réitérées pour extraire la totalité des masses a peut-être été pour quelque chose dans l'enclavement de la capsule. L'irido-cyclite a mis presqu'un an à s'atténuer et aujourd'hui le malade ne ressent presque plus de photophobie et de douleur ; la vue est restée à peu près ce qu'elle était quinze jours après l'extraction. La discision, puis le

débridement de la partie enclavée ont été
tentés successivement sans résultat ; mais
dans la suite je compte qu'une iridotomie,
lorsque l'orage sera complètement calmé,
pourra améliorer notablement la vision.
J'ajoute qu'il s'agissait là d'une cataracte
traumatique.

La seconde histoire (obs. 46) est, eu égard
à la longueur des accidents, semblable à la
précédente.

Il s'agissait d'une cataracte très ancienne,
très dure, avec une perception lumineuse
centrale très faible, périphérique nulle. Il en
résulta tout d'abord une contusion très forte
de l'iris et de la cornée, et plus tard des
symptômes d'enclavement capsulaire. De là
des accidents qui pendant plusieurs mois ne
firent que s'accroître : irido-choroïdite, opacification progressive de la cornée avec dou-
leurs vives et photophobie des plus intenses ;
et tout cela mit plus d'un an à évoluer. Les
accidents sympathiques n'ont même pas man-
qué ; ils n'ont du reste pas cessé d'être très
légers, si bien que, un an après la première
extraction, sur les conseils et sous la direction de mon excellent maître, le D\u2071 Trousseau,

j'ai pu opérer la cataracte de l'autre œil, sans qu'il n'y ait eu rien que de normal dans l'opération et dans ses suites ; et cependant l'œil à opérer était encore quelque peu sympatisé et l'œil encapsulé n'avait pas encore complètement perdu son processus inflammatoire.

Dans ce cas encore la discision, pratiquée sur un œil enflammé, a été plus nuisible qu'utile, et la vue a certainement baissée après cette opération secondaire au point que de 1/20 de la normale, elle est devenue presque nulle, les exsudats pupillaires s'étant amassés plus abondants et l'opacification de la cornée ayant suivi.

Aujourd'hui, l'œil atteint d'enclavement capsulaire est absolument débarrassé d'inflammation, l'opacification cornéenne est très atténuée et une opération sur l'iris rendra vraisemblablement la vision puisque la perception lumineuse est devenue bonne.

Des **irido-choroïdites** ont été observées après quatre extractions.

Deux fois on peut incriminer le traumatisme :

Dans l'obs. 6, l'irido-choroïdite a été très légère et n'a eu aucune conséquence fâcheuse.

Le traumatisme a eu des suites autrement redoutables dans l'obs. 5. Bien que survenu au sixième jour, au cours d'un accès de délire aigu, il a occasionné une menace de suppuration de la cornée et des cautérisations énergiques ont été nécessaires. J'ai craint même un moment une irido-choroïdite suppurative. Une athrésie pupillaire avec dépôts d'exsudats a suivi et l'iridotomie seule a pu ramener la vision, comme dans l'observation qui suit.

Dans ce cas, (obs. 41) les manœuvres d'extraction prolongées avec la curette, la cataracte ne pouvant être extraite par les moyens ordinaires, ont paru provoquer une poussée de choroïdite de moyenne intensité mais de longue durée. Il s'agissait, il est vrai, d'un sujet très artério-scléreux.

L'obs. 50 concerne une malade atteinte primitivement à droite d'irido-choroïdite ayant entraîné l'atrophie du globe. L'œil gauche lui-même présentait avant l'opacification de la lentille, des lésions graves de choroïdite atrophique. L'extraction a réveillé une poussée d'irido-choroïdite qui dure encore. Ici les chances de réussite étaient si minimes que

j'hésitai longtemps à pratiquer l'extraction ;
et je ne l'ai entreprise que par la persuasion
que, sans opération, la vue resterait à tout
jamais abolie, et avec l'espoir que l'extraction
de la lentille pourrait, sinon influencer avan-
tageusement la maladie primitive, du moins
prolonger la vision.

Accidents légers. — Je n'ai pas cru
devoir noter en détail quelques petits accidents fréquents mais de peu d'importance sur
le résultat final, tels par exemple :

L'infiltration de la cornée par des stries
blanchâtres plus ou moins denses, disparaissant spontanément au bout de quelques jours.
J'ai cru devoir en incriminer les solutions
antiseptiques mercurielles trop concentrées.

Le *chémosis* à divers degrés mais toujours
partiel, se révélant souvent sous forme de
bourgeon rougeâtre faisant saillie entre les
paupières et disparaissant dès la suppression
du bandeau.

Accidents généraux. — Le retentisse-
ment sur l'état général tient plus de l'appré-
hension ou de l'immobilité et de l'isolement
auxquels on condamne les opérés qu'à une

conséquence immédiate de l'opération. Il est ordinairement insignifiant et ne donne lieu qu'à peu d'inquiétude même chez les personnes déjà affaiblies ou très âgées.

Toutefois, chez une dame (obs. 14) extrêmement impressionnable, j'ai constaté un accident que je n'ai pas vu encore nulle part relaté. Il s'agit d'une *véritable crise d'asthme nerveux* absolument inattendue puisque les antécédents de la malade n'avaient rien présenté de semblable. Pendant cinq heures l'oppression, la toux, les efforts énergiques d'expectoration n'ont pas discontinué ; et, chose étrange, malgré des secousses aussi fortes et aussi prolongées, la guérison se fit sans encombre et la vue fut excellente.

Chez une personne diabétique, la cataracte a été extraite dans des conditions ordinaires ; les suites furent simples, mais l'acuité visuelle resta faible malgré une tentative de discision qui laissa une pupille très suffisante par laquelle il fut possible de reconnaître des lésions de la rétine. Avant l'opération, la perception lumineuse était très bonne dans tous les sens, de sorte que il n'a pas été possible de préjuger la dégénérescence de la rétine.

OPÉRATIONS SECONDAIRES

Neuf opérations secondaires ont été pratiquées pour compléter le résultat de l'extraction. Ce sont :

Cinq discisions. (Obs. 1, 2, 9, 46, 48).

Deux iridotomies. (Obs. 5, 41).

Un débridement capsulaire. (Obs. 9).

Obs. 1. Le malade atteint de délire sénile n'a pu laisser extraire la totalité des masses, de là une cataracte secondaire opérée de discision avec deux aiguilles ; de même dans l'obs. 2 concernant une cataracte traumatique, l'issue du corps vitré avait empêché d'achever l'opération.

Dans l'obs. 46 il s'agissait d'une cataracte secondaire extrêmement ténue ; la discision n'a pas donné de résultat pour la vision, l'insuffisance de l'acuité tenant dans ce cas à des lésions rétiniennes du diabète.

L'obs. 9 concerne un cas d'enclavement capsulaire pour lequel deux opérations secondaires, discision et débridement capsulaire ont été tentées sans succès.

Obs. 46. Ici encore, dans un enclavement capsulaire, la discision n'a pas été plus favorable.

J'ai déjà parlé de l'obs. 5 à propos de complications d'irido - choroïdite. L'iridotomie pratiquée après disparition des phénomènes inflammatoires n'a amené tout d'abord qu'un résultat absolument négatif, malgré une pupille large et très noire. Ce n'est qu'après un mois que la vue revint peu à peu et recouvra même son intensité normale.

Chez un sujet extrêmement artério-scléreux chaque extraction (j'ai opéré l'autre œil depuis) s'est accompagnée (obs. 41) d'une poussée d'irido - choroïdite, entraînant une athrésie de l'iris avec dépôts d'exsudats, l'iridotomie a restauré suffisamment la vision sans provoquer de nouvelle poussée inflammatoire.

Rarement la cataracte secondaire ne fut plus épaisse que dans l'obs. 15, concernant une cataracte molle incomplètement mûre, puisque, douze jours après l'opération, les doigts étaient à peine perçus. Toutefois, je ne me hâtai pas de tenter une opération secondaire que je croyais pourtant indispensable. Trois mois après je fus très surpris de constater la disparition spontanée de la presque totalité des masses, si bien que la vue était devenue normale. L'obs. 15 présente un fait analogue.

Une cataracte secondaire qui n'a pu être opérée, est due à un accident singulier (obs. 21). La malade, très impressionnée, garda l'œil ouvert sous le bandeau au premier pansement. Au bout de deux jours, je trouvai la cornée sur le point de se mortifier ; heureusement, l'orage se calma et dix jours après il restait seulement une cataracte secondaire. La malade, emportée depuis par une courte maladie, n'a pas été revue.

RÉSULTATS

Cataractes compliquées

Pour la saine interprétation de ces cinquante premières opérations, je dois éliminer cinq cas si gravement compliqués avant l'opération d'altérations locales ou générales, que le résultat ne pouvait être que des plus problématiques.

Encore sur ces cinq cas à peine opérables, deux ont eu un résultat utile immédiatement. (Obs. 47 et 48). Ce sont :

Obs. 47. Cataracte capsulo-lenticulaire sur un œil strabique depuis l'enfance, n'ayant jamais servi à la vision effective et manifestement atteint depuis longtemps d'amblyopie par défaut d'usage ;

Obs. 48. Cataracte avec lésions rétiniennes du diabète si graves que la vue reste faible malgré une opération réussie et une pupille bien noire.

Un cas serait susceptible d'être amélioré par une opération secondaire. (Obs. 46). Il s'agit d'une cataracte très ancienne, opérée malgré une perception lumineuse des plus insuffisante.

Enfin, si dans les obs. 49 et 50 les malades n'ont pas bénéficié de l'opération, il faut dire que l'œil est conservé, qu'aucune faute opératoire n'a été commise, que le manque de résultat tient uniquement à l'état primitivement très grave de l'organe, puisqu'il s'agissait d'une part d'une cataracte noire dans un œil atteint de buphthalmos et d'autre part d'une cataracte nettement choroïdienne avec lésions graves de la profondeur.

Cataractes peu ou pas compliquées

Sur les **quarante-cinq** extractions pratiquées sur des yeux relativement vierges d'autres lésions, **cinq** pour des raisons diverses, le malade ne s'étant pas présenté pour le choix des verres, n'ont pu être contrôlées au point de vue de la qualité exacte du résultat. Toutes, cependant, quinze jours après l'opération, se trouvaient dans un état tel que je suis en droit de les compter comme opérations réussies.

Restent **quarante** observations contrôlées qui se subdivisent ainsi en ce qui concerne la vue à distance :

Trente-trois ont donné un acuité égale ou supérieure à 1/2 de la normale.

    4 fois   V = 1   (vue normale).
  22 —   V = 2/3 (2/3 de la normale).
   7 —   V = 1/2 (1/2 de la normale).

Quatre fois l'acuité visuelle est devenue 1/3 de la normale.

    4 fois   V = 1/3 (1/3 de la normale).

Ce qui est encore un résultat permettant les occupations et les travaux de tout genre.

Deux fois 1/4 de l'acuité visuelle a été restitué.

    2 fois   V = 1/4 (1/4 de la normale).

Une fois enfin, 1/6 de la vision normale a été permise.

1 fois $V = 1/6$ (1/6 de la vue normale).

Ce qui est toutefois bien suffisant pour permettre au malade de se conduire. Ces derniers résultats ne sont pas du reste définitifs, ils sont susceptibles d'être améliorés par une opération secondaire. (Obs. 9, 31).

Pour **la vue de près**, sur les **quarante** observations contrôlées, **cinq** fois, les malades ne sachant pas lire, il n'a pas été possible de déterminer l'intensité de la vue à courte distance.

Il reste **trente - cinq** opérations ayant permis :

Trente-quatre fois la lecture du caractère d'imprimerie ordinaire (le n° 6 de l'échelle de de Wecker) ;

Trente - deux fois même la lecture d'un caractère beaucoup plus fin (n°s 1, 2, 3 de de Wecker) équivalant à 1/3 ou 1/5 seulement de l'imprimé usuel.

Le trente-cinquième cas du reste appartient à une opération à compléter. (Obs. 9).

En résumé, pas une seule fois je n'ai constaté la perte de l'œil par accidents de purulence ou autres.

Cataractes

5 compliquées
- 2 résultats nuls ou sans amélioration notable. (Avec conservation de l'œil).
- 1 résultat à compléter.
- 2 résultats médiocres, mais toutefois utiles.

45 simples
- 35 résultats très bons.
- 7 — bons.
- 3 — assez bons. Permettant encore au malade de se conduire et de se livrer à certains travaux.

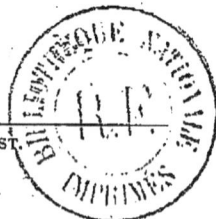